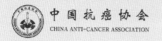

中国抗癌协会
CHINA ANTI-CANCER ASSOCIATION

胆囊癌

中国肿瘤整合诊治指南（CACA）

CACA GUIDELINES FOR HOLISTIC INTEGRATIVE MANAGEMENT OF CANCER

2022

丛书主编 ◎ 樊代明

主　编 ◎ 李　强　姜小清

U0244814

天津出版传媒集团

天津科学技术出版社

图书在版编目（CIP）数据

中国肿瘤整合诊治指南.胆囊癌.2022 / 樊代明丛书主编；李强，姜小清主编. —— 天津：天津科学技术出版社，2022.6

ISBN 978-7-5742-0118-7

Ⅰ.①中… Ⅱ.①樊… ②李… ③姜… Ⅲ.①胆肿瘤—诊疗—指南 Ⅳ.①R73-62

中国版本图书馆CIP数据核字(2022)第104145号

中国肿瘤整合诊治指南.胆囊癌.2022

ZHONGGUO ZHONGLIU ZHENGHE ZHENZHI ZHINAN.
DANNANGAI.2022

策划编辑：方　艳

责任编辑：胡艳杰

责任印制：兰　毅

出　　版：天津出版传媒集团
　　　　　天津科学技术出版社

地　　址：天津市西康路35号

邮　　编：300051

电　　话：(022)23332390

网　　址：www.tjkjcbs.com.cn

发　　行：新华书店经销

印　　刷：天津中图印刷科技有限公司

开本 787×1092　1/32　印张 1.625　字数 30 000

2022年6月第1版第1次印刷

定价：19.00元

丛书主编

樊代明

主　编

李　强　姜小清

副主编

彭承宏　刘颖斌　戴朝六　韩　风　胡　冰

罗　明　刘厚宝　李　斌

编　委（姓氏笔画排序）

邓侠兴　王剑明　王　鲁　左朝晖　李升平

刘厚宝　李　强　刘景丰　李　斌　刘颖斌

吴孝雄　吴　泓　罗　明　张　倜　周家华

罗祥基　易　滨　姜小清　胡　冰　殷晓煜

洪德飞　高　鹏　崔云甫　曹　宏　黄建钊

韩　风　彭承宏　曾　勇　戴朝六

目录

前言

胆囊癌（Gallbladder Cancer，GBC）可起源于胆囊底部、体部、颈部或胆囊管等多个部位，是严重威胁人类健康的恶性肿瘤。AJCC/UICC 对美国 1989–1996 年 10705 例 GBC 随访研究发现，随肿瘤进展患者 OS 呈显著下降趋势，5 年生存率由 AJCC/UICC TNM 分期（第 7 版）的 I 期 50%，下降至 IVa 期的 4%、IVb 期的 2%。对中国 10 省市、15 家医院 2010 年 1 月至 2017 年 12 月 3528 例 GBC 治疗结果汇总分析，总体 5 年生存率仅 23.0%，可切除肿瘤为 39.6%，晚期未手术为 5.4%，姑息性手术仅为 4.7%。随着整合医学理念的深化，对 GBC 诊治提出了更高要求，不仅要从临床研究进展的角度进一步强调 GBC 诊治的规范性，更要从整合肿瘤学的视角强调预防 GBC 的重要性和迫切性，以及审视各种临床治疗措施对病患身心健康潜在的系统性影响。

─── 第一章 ───────────

流行病学

GBC 占胆道肿瘤的 80%~95%，是最常见的胆道恶性肿瘤。发病率存在显著的地域、人种、民族等差异性，全球范围内女性患病率普遍高于男性。

胆囊结石、胆囊腺瘤性息肉、胆管囊肿、胆管-胰管异常汇合、黄色肉芽肿性胆囊炎、瓷化胆囊、胆囊萎缩等胆囊慢性炎症，是 GBC 已明确的危险因素。可能的危险因素还包括胆囊腺肌症、吸烟、代谢紊乱综合征（如糖尿病、高血脂、肥胖）等。

祖国传统医学对 GBC 病因及发病机制的认识尚无统一、完整的理论体系。癌邪理论认为恶性肿瘤存在特异性独立致病因子的观点，为恶性肿瘤中医病因病机提供了新视角，也为中医药治疗 GBC 提供了理论依据。

GBC 大体病理可见胆囊壁局部或全层增厚、硬化，局部腺瘤样占位病灶，或胆囊腔内实性占位病变。肿瘤可起源于胆囊底部、体部、颈部或胆囊管等不同部位，且不同起源部位、不同生长区域显示出差异化生物学特性。肿瘤侵犯胆囊床肝组织，表现为肝组织内实性肿瘤灶。胆囊腺瘤性息肉及炎性疾病等良性疾病发生恶变时，胆囊良性及恶性病灶可共存于同一组织标本，应尽可能多部位取材以免漏诊。显微镜下，GBC病灶主要起源于胆囊黏膜基底层，腺癌为其主要组织学类型，包括非特指型腺癌、肠型腺癌、非特指型透明细胞腺癌、黏液腺癌。其他组织学类型少见，包括腺鳞癌、非特指型鳞状细胞癌、非特指型未分化癌、非特指型神经内分泌癌（大细胞性、小细胞性）、黏合性癌、黏液囊性肿瘤伴侵袭性癌、囊内乳头状瘤伴侵袭性癌。细胞分化程度、侵犯层次、周围组织及或淋巴侵犯及转移是影响GBC预后的主要显微镜下因素。研究发现，当肿瘤侵及肌层周围结缔组织、尚未浸透浆膜或进入肝脏时，肿瘤位于胆囊肝侧或腹膜侧在血管侵犯、神经侵犯、淋巴结转移等方面存在显著差异，发自胆囊颈、管的肿瘤与胆囊底、体的肿瘤侵犯深度、淋巴结转移也存有差异。

随着GBC基因组学研究，HER2等基因有望成为分子分型及精准治疗的靶分子，但由于GBC具有显著的异质性，分子分型尚难确立，需要从染色体、基因组、转录组、蛋白表达及表观遗传学等多个层面、多个维度探索其发生发展机制和内在特性，从而区分不同亚型特征并建立和完善GBC分子分型体系。近年发展的肿瘤单细胞测序技术、蛋白质基因组学有望在揭示GBC细胞异质性、肿瘤微环境及基因型和表型间差异机制等方面提供更多技术力量。

— 第二章 —

预防及筛查

　　各种原因导致胆囊的慢性炎症状态，是GBC发生的明确原因和首要风险因素。因此，避免、防范或根除胆囊慢性炎症，是有效阻断胆囊炎-癌转化、预防GBC发生最有效的措施。根据GBC发病机制和相关流行病风险因素研究的进展，应对以下人群开展GBC的影像学筛查及积极的干预治疗。

第一节　胆囊结石

　　B超是胆囊结石最有效、最经济的影像学筛查手段。有研究显示，中国城市20岁以上人群胆囊结石筛查阳性率为4.6%，南方地区明显高于北方地区（6.1% vs. 3.8%），男女之比为4.8%和4.4%。

　　对有症状的胆囊结石，不论单发或多发，建议行胆囊切除术。需要明确，部分胆囊结石或慢性胆囊炎，临床症状并非典型的"右上腹痛及/或合并肩背部放射痛"，往往主诉为"消化不良、定位不明的上腹不适"等。在排除可致此类症状的其他消化病后，胆囊切除术具有适应证。

对无症状的胆囊结石患者，有以下情况之一者，建议胆囊切除：①单发结石、直径超过3cm；直径小于3cm的单发结石，影像学检查虽无胆囊壁显著增厚（<3mm），但有胆囊结石家族史、年龄超过50岁、合并多年糖尿病，亦建议胆囊切除；②多发结石，具有结石脱落入胆总管下段引发胆源性胰腺炎的风险；③合并瓷化胆囊；④合并糖尿病；⑤影像学检查提示胆囊壁显著增厚，需病理检查排除胆囊癌变，但基于肿瘤外科原则及穿刺活检局限性，不宜术前胆囊穿刺活检、需手术切除并行术中快速病检排除胆囊癌变；⑥影像学提示合并黄色肉芽肿性胆囊炎，虽无症状但应立即手术切除及病检以排除胆囊癌变。

基于以下原因，本指南不建议开展"保胆取石"术式：①胆囊结石发病机制目前仍未明晰。临床实践及荟萃分析表明"保胆取石"术后结石复发率较高，药物治疗亦无法避免复发，目前不建议开展。②结石复发、反复"保胆取石"，增加患者痛苦及医疗费用。③在胆囊结石的病因及疾病发展结局中，胆囊慢性炎症始终贯穿疾病全程，目前无证据表明"保胆取石"能逆转术后结石复发及胆囊慢性炎症病程。但"炎-癌转化"已明确视为GBC在内多种肿瘤发生的重要机制。④胆囊结石是GBC的首要危险因素。鉴于GBC恶性程度极高、早期诊断困难、疾病进展迅速、辅助治疗手段匮乏、预后极差的现实，微创切除患有结石的胆囊、避免癌变，具有切实可行的意义及临床价值。

第二节　胆囊息肉样病变

B超是胆囊息肉样病变的有效筛查手段，对部分B超难以明确息肉性质的人群，薄层增强CT或MRI，能做出更准确诊断。

对有进食后右上腹饱胀不适、隐痛等临床症状的胆囊息肉样病变，通过有效影像学检查排除息肉样病变为胆囊胆固醇结晶，或经利胆治疗症状无明显缓解，不论息肉样病变大小，建议行胆囊切除。

对尚无症状的胆囊息肉样病变，具有以下情况者，建议胆囊切除：①合并胆囊结石；②最大径超过10mm（CT、MRI、超声内镜或超声造影）；③基底部宽大；④呈细蒂状囊内生长，血供较好，增强CT见息肉明显强化；⑤息肉样病变位于胆囊颈部或临近于胆囊管开口。

此外，对尚不具备手术指征的无症状胆囊息肉样病变人群，应定期随访、复查。当存在以下情况者，建议胆囊切除：①年龄超过50岁；②最大径小于8mm，但对比1年内影像学（CT或MRI）复查结果，病变有明显生长；③直径达到6mm，且增强CT见明显强化、提示血供较好者。

第三节　黄色肉芽肿性胆囊炎

本质上是一种特殊病理表现的胆囊慢性炎症。CT可见胆囊壁内低密度结节影，多合并胆囊床周围肝组织炎症，但常与侵犯肝脏的GBC难以鉴别。病变位于胆囊壁内、未破坏胆囊黏膜是其区别于GBC相对特征性的影像学表现。当合并有高脂血症或糖尿病、影像学符合上述表现者，即便CA19-9升高，仍不能排除黄色肉芽肿性胆囊炎之可能。体检怀疑黄色肉芽肿性胆囊炎，应尽快实施胆囊切除，并根据术中快速病检排除胆囊癌变。由于同一胆囊不同部位可能分别存在癌变组织和炎性组织，术中需多部位取材以避免漏诊。

第四节　瓷化胆囊

B超或CT等发现瓷化胆囊，即使尚无明确临床争议，仍建议尽快行胆囊切除，并据术中快速病检排除胆囊癌变。

第五节　萎缩胆囊

经超声、核素、MR等明确胆囊已无功能，且非急性炎症状态下胆囊壁增厚>1.0cm，建议胆囊切除，并据术中快速病检排除胆囊癌变。

第六节　胆胰管汇流异常及/或先天性肝外胆管囊肿

　　若未合并先天性胆管囊状扩张症，B超筛查常难发现或确诊胆胰管汇流异常，需经MRCP或ERCP等特殊检查方可确诊。对确诊患者应实施手术治疗，特别是对合并胆囊腺瘤样息肉、胆囊结石、厚壁样慢性胆囊炎、瓷化胆囊等，应尽快实施胆囊切除，并通过胆肠端-侧吻合实现胆胰分流。如无上述胆囊病变证据，可据患者年龄、身体状况，酌情实施手术治疗。

　　经影像学确诊的先天性肝外胆管囊肿，建议及早实施胆管囊肿切除、胆肠吻合，以杜绝发生胆囊或囊状扩张胆管癌变的风险。

──第三章──

诊断

第一节　临床症状

早期多无明显症状，合并胆囊结石、胆囊息肉可有反复右上腹饱胀不适等慢性胆囊炎表现。中、晚期右上腹痛逐渐加剧。肿瘤转移至骨骼等，可出现相应转移部位疼痛不适症状，如侵犯肝门部胆管，可出现梗阻性黄疸。

第二节　实验室诊断

推荐CA19-9、CEA、CA125和CA242等多项肿瘤标志物联合应用以提高诊断特异性。合并梗阻性黄疸，可出现肝功能异常。

第三节　影像学诊断

超声、CT、MRI、内镜、PET-CT及腹腔镜探查等，是目前GBC最有价值的临床诊断手段。

超声作为体检筛查手段，能尽早发现胆囊壁增厚、胆囊腔内软组织占位病灶及结石等。合并胆管侵犯，可显示胆道梗阻的水平。与肝门部胆管癌的胆囊空虚不同，GBC侵犯肝外胆管时胆囊多充盈，胆总管远端无扩张。可评价肿瘤侵犯临近肝脏及肝脏转移情况。对明确肿瘤是否合并胆道结石、胆管囊状扩张等具有诊断价值。借助超声造影、超声内镜等能有效提高良恶性胆囊疾病鉴别诊断效能，对区域性淋巴结转移也具一定的诊断价值。

增强CT可提供肿瘤位置与大小，是否合并肝脏侵犯、侵犯层次、转移及血管侵犯、区域淋巴结及远处器官转移等信息，对鉴别胆囊腺瘤性息肉和GBC具有一定价值。合并胆道梗阻，CT可示胆管梗阻水平与范围。评价肝动脉、门静管侵犯时增强CT的敏感性、特异性较高，对判断是否合并淋巴结转移有重要价值。利用薄层CT图像行三维可视化构建，对了解肿瘤与血管和胆管的毗邻、侵犯等解剖关系有重要价值。

相较CT，MRI对软组织分辨率更高，并能通过特殊序列提供功能、代谢等影像信息，对明确评估GBC侵犯肝实质、转移、血管侵犯等，其等同于CT。当GBC合并肝内或肝外胆管侵犯时，MRCP对了解胆道系统具有独特价值，在胆道成像上几乎可以替代PTC或ERCP，对判断GBC侵犯胆管系统的部位进而设计手术方案有重要价值。

经皮肝胆道穿刺（PTC）造影或经十二指肠乳头胆管造影（ERCP）检查，适用于胆囊肿瘤侵犯肝门部或肝外胆管、合并有梗阻性黄疸症状或胆管炎时酌情实施，不建议单纯作为诊断手段。对合并梗阻性黄疸患者，可作为术前引流减黄的措施。因PTC导致胆道感染的概率低于ERCP，对术前评估具有R0切除机会者，建议优先选择PTC，可实现胆汁外引流和/或内引流，并可进行胆道造影。对合并有胆管囊肿或胆胰管汇合异常危险因素者，ERCP有助于明确诊断。

氟脱氧葡萄糖（FDG PET-CT）对GBC与胆囊腺瘤性息肉等良性疾病的鉴别诊断，以及早期GBC的确诊等，具有重要价值。黄色肉芽肿性胆囊炎等炎性疾病与GBC的鉴别，应警惕FDG PET-CT可能会出现假阳性。由于GBC极易发生淋巴结转移，正常大小的淋巴结可能已有转移，而增大的淋巴结可能是炎性增生，FDG PET-CT对于诊断肿瘤淋巴结或远隔器官转移具有价值。

腹腔镜探查对术前无法判断是否存在GBC腹腔内广泛转移、因而无法确定根治性切除方案者，可考虑用于腹腔探查以明确相关情况。

第四节　术中病理诊断

对鉴别胆囊腺瘤性息肉、黄色肉芽肿性胆囊炎等胆囊良性疾病与GBC，具有重要价值，能在术中明确有无超出区域淋巴结的转移或腹腔远隔部位转移。胆囊颈部癌或胆囊管癌侵犯肝外胆管时，行肿瘤R0切除联合肝外胆管切除时，需通过术中病理诊断排除胆管切缘阳性。

第五节　肿瘤分期

目前临床常用AJCC/UICC TNM分期，基于病理组织学标准，术后评价局部和远处转移情况。进行肿瘤TNM分期对预后具有指导意义。

1　原发肿瘤分期

根据肿瘤数目、血管侵犯及肿瘤肝外直接侵犯等三个主要因素进行肿瘤T分期。TX，原发肿瘤无法评估；T0，无原发肿瘤证据；Tis，原位癌；T1，肿瘤侵及胆囊固有层或肌层；T1a，肿瘤侵及固有层；T1b，肿瘤侵及肌层；T2，肿瘤侵及肌肉周围结缔组织，尚未侵透浆膜或进入肝脏；T2a，肿瘤侵入胆囊脏腹膜侧肌周结缔组织，尚未浸透浆膜；T2b，肿瘤侵入胆囊肝侧肌周结缔组织，尚未侵及肝脏；T3，肿瘤浸透浆膜（胆囊脏腹膜侧）和或直接侵及肝脏和或一个其他邻近器官，如胃、十二指肠、结肠、胰腺、网膜、肝外胆管；T4，肿瘤侵犯门静脉或肝动脉，或侵犯两个及以上肝外器官或组织。

2　淋巴分期

根据有无区域淋巴结转移进行肿瘤 N 分期。区域淋巴结包括：肝门部淋巴结（包括沿胆囊管、胆总管、门静脉和肝动脉的淋巴结），腹腔干旁淋巴结，肠系膜上动脉旁淋巴结。NX，区域淋巴结无法评估；N0，区域淋巴结转移阴性；N1，1~3 枚区域淋巴结转移；N2，4 枚及以上的区域淋巴结转移

3　根据肿瘤是否发生除肝脏、十二指肠等邻近器官的远隔部位，对肿瘤进行 M 分期

M0，无远隔器官转移；M1，存在远隔其他器官转移。

4　结合 T、N 和 M 分期，形成 CT 的 TNM 分期结果（第 8 版）

表 3-1　胆囊癌 AJCC/UICC　TNM 分期（第 8 版）

TNM 分期	肿瘤	淋巴结	远处转移
0 期	Tis	N0	M0
Ⅰ A 期	T1a	N0	M0
Ⅰ B 期	T1b	N0	M0
Ⅱ A 期	T2a	N0	M0

TNM 分期	肿瘤	淋巴结	远处转移
ⅡB 期	T2b	N0	M0
ⅢA 期	T3	N0	M0
ⅢB 期	T1-3	N1	M0
ⅣA 期	T4	N0-1	M0
ⅣB 期	T1-4	N2	M0
	T1-4	N0-2	M1

5 pNM 病理学分期

pT 分期与 T 分期对应；pN 分期与 N 分期对应：pN0，区域淋巴结阴性（切除组织淋巴结检查至少需达到6个以上淋巴结）；如果区域淋巴结检查阴性，但检查的淋巴结数目没有达到要求，仍可归类为 pN0 分期；pN1，区域淋巴结切除标本阳性；pM 分期：pM1，镜下证实有远处转移。

—— 第四章 ——

治疗

第一节　外科治疗

1　术前特殊准备

1.1　胆道引流

当GBC侵犯肝门部或肝外胆管、合并有梗阻性黄疸时，可行经PTBD或ERCP胆道引流，引流策略和方式应当根据所在中心条件选择并进行多学科整合诊治（MDT to HIM）讨论，按胆道引流原则共同制定方案。

鉴于GBC恶性程度高、易发生临近及远隔器官转移，术前评估无须联合大部肝切除者，不建议常规实施术前胆道引流。在评估身体状况、营养状况及肝、肾功能等情况下，酌情尽快实施肿瘤规范化切除；如上述状况不良，可在胆道引流相关状况改善后尽快实施肿瘤规范化切除。

阻黄患者如手术方案拟行GBC根治性切除联合大范围肝切除（≥4个肝段）、术前总胆红素超过

171μmol/L（10mg/dL），或有胆道感染且药物治疗无效者，建议术前胆道引流。根据总胆红素下降速率、肝功能恢复状况（各肝脏代谢酶类、血清总蛋白、人血白蛋白、血清前白蛋白），及患者是否合并肝炎肝硬化等情况，进行肝储备功能等综合评估，并建议常规行肝脏体积测定、了解拟切除肝段及残余肝体积，个体化制订、实施肝切除术时机和方案。当总胆红素如未降至85μmol/L（5mg/dL）以下，暂不建议实施手术。

采用PTBD胆道引流方案，如果GBC侵犯肝总管或胆总管，行肝左叶或肝右叶胆管穿刺置管引流均可，首选肝左叶胆管置管引流。如果胆囊癌侵犯右肝管、需联合右半肝切除，术前评估黄疸较深、右肝体积较大，直接行右半肝切除术后肝功能衰竭风险较大，而术前仅选择性肝左叶胆管单侧胆道引流可能肝功能恢复缓慢，应尽可能实施多根胆道穿刺引流以缩短减黄进程，尽快实施肿瘤根治性手术、防范肿瘤转移。存在肝内多肝叶胆管炎时，尽快实施多根胆道穿刺引流改善炎症，以期尽快实施肿瘤根治性手术、防范肿瘤转移。

采用ERCP行胆道内引流时，尽管在舒适性、恢复胆汁肠肝循环上具有优势，但GBC侵犯肝门部胆管导致高位胆管梗阻时，行ERCP发生肝内胆道逆行感染的风险较高，且胆道内置管后难以评价受侵胆管段范围，同时也因更易发生肝十二指肠韧带炎症从而不利于术中区域淋巴结清扫，应根据所在中心的技术力量审慎决策。经内镜下肝内二级以上胆管分支的多根鼻胆管外引流，能降低高位胆管梗阻时ERCP胆道逆行感染发生概率，但由于对操作者的技术水平要求较高，建议根据所在单位技术能力酌情实施。

1.2 营养支持治疗

当GBC经营养评估存在明显中重度营养不良，或基础疾病和营养状况对重要器官功能、免疫力、伤口愈合及生存存在显著影响，应给予营养支持治疗。

营养支持治疗应以维持机体营养需求的最低量（预计热卡和蛋白量的75%）为治疗目标，并根据营养评估状态、是否合并黄疸、是否处于应激状态等，动态进行代谢状态及营养状况监测评估，个体化制订营养治疗方案。

1.3 术前新辅助治疗和转化治疗

术前放疗、化疗对进展期GBC并未发现显著生存获益。因此需要多中心临床研究以明确GBC术前新辅助和转化治疗方案的有效性和临床价值。

2 外科手术治疗

是目前治疗GBC最积极、最有效的手段，彻底清除癌组织能为患者提供唯一治愈和长期生存的机会。强调尽可能实施多切缘阴性的GBC根治术。

2.1 根治性切除的原则

基于胆囊解剖、临床相关研究及临床实践结果，建议T1b期以上期GBC根治性切除应包括胆囊、临近胆囊床肝组织（肝切缘距胆囊2~3cm）和区域淋巴结。对胆囊床肝侧生长的T2b期以上的GBC，建议行肝脏Ⅳb段及Ⅴ段切除。如肿瘤侵犯至胆囊周围肝外胆管、横结肠、大网膜等1个邻近器官，可扩大切除范围并力求使各器官组织切缘均为阴性。如肿瘤侵犯至胃、十二指肠、胰腺等1~2个胆囊邻近器官，或13a组、8组等转移淋巴结已深度侵犯胰腺段胆总管甚或胰头部，虽然胰十二指肠等扩大切除范围的手术方案可能达到肿瘤R0切除，但鉴于GBC高度恶性、辅助治疗效果不良、愈后极差的临床特点，扩大切除范围意味着需承受更高的手术风险及术后并发症风险而未能显著改善预后，故不建议常规实施。血管侵犯不是手术的绝对禁忌证，可联合受侵的门静脉/肝动脉血管切除、重建。双侧门静脉支均被肿瘤侵犯，或门静脉主干广泛的包绕或梗阻是R0切除的禁忌征。联合受肿瘤侵犯的肝固有动脉主干或双侧肝动脉切除，并不是肿瘤切除的绝对禁忌证，但未重建肝动脉血流术后发生胆汁瘤、感染的风险较高，且无明确证据能使远期预后获益，建议慎重抉择。组织学证实的远处转移（腹腔、肺、肝内多发转移等）和超出区域淋巴结（腹腔动脉、腹主动脉旁、胰头后下淋巴结）的淋巴结转移，应视为R0切除的绝对禁忌证。

2.2 腹腔区域淋巴结清扫

包括肝十二指肠韧带淋巴结（12组），根据周围的关系分为胆囊管旁（12c组），胆总管旁（12b组）、门静脉后（12p组），肝固有动脉旁（12a组）；沿肝总动脉旁淋巴结（8组）和胰腺后上（13a组）。非区域淋巴结包括：腹主动脉（16组），腹腔干（9组），肠系膜（14组）或胰前（17组）和胰腺后下（13b组）淋巴结。R0切除须同时进行彻底的区域淋巴结清扫，有助于提供准确的肿瘤TNM分期信息以指导后续治疗方案的制定及预后判断。

当已确认非区域淋巴结转移，虽进一步扩大淋巴清扫范围对改善预后意义尚存争议，但更大范围淋巴结清扫可提供更准确的分期信息。当实现区域淋巴结彻底清扫后，即肝十二指肠韧带、肝总管旁骨骼化清扫及胰腺后上淋巴结（13a组）的切除，对淋巴结清扫数目不作强制要求。

进展期GBC易侵犯毗邻脉管和神经并发生转移，在进行脉管骨骼化区域淋巴结清扫时，联合切除动脉外鞘有助于减少肿瘤细胞残留，但需避免损伤动脉外膜，以防增加部分高龄、糖尿病等患者术后假性动脉瘤和迟发性出血风险。

2.3 经腹腔镜、机器人等腔镜外科胆囊癌切除术

由于存在腹膜转移风险、窦道转移、区域淋巴结清扫彻底性不及开放手术，以及缺乏前瞻性对照研究和大样本回顾性队列研究等高级别证据，早期阶段对经腹腔镜、机器人等腔镜外科手术在GBC治疗中的临床价值、适应证等存在较大争议。随着腔镜外科技术的发展，经腹腔镜胆囊癌切除术、经机器人胆囊癌切除术的安全性陆续得到证实，并在手术时间、术中出血量、术后住院时间等方面体现优势。此外，有单中心小样本研究报道，经腹腔镜胆囊癌手术预后不劣于开放手术。NCCN2019版将腔镜外科在GBC治疗中的作用仅归为明确切除前的手术分期；2019韩国专家共识建议可对T1b~T3GBC（AJCC/UICC TNM分期系统第8版）实施切除应行包括临近肝实质整体切除的经腹腔镜根治性手术。

虽然近年腔镜外科技术已取得显著进步，但基于进展期GBC极高的恶性生物学行为以及GBC腔镜外科相关高级别证据尚不充分的现实下，本指南建议经腔镜外科治疗胆囊癌应限于下述条件：治疗机构和团队具备较为丰富的经腔镜肝肿瘤、胰腺肿瘤切除的临床经验；肿瘤根治性原则应等同开放手术遵循的原则；

病例选择应避免肿瘤分期过晚者，对肿瘤已侵犯肝门区域高位胆管的病例尤需审慎；强调肿瘤整体切除及手术标本自腹腔完整取出原则，以避免术中气腹状态下因胆囊囊腔或瘤体破裂导致的瘤细胞播散和转移。

2.4 意外GBC治疗策略

首先需明确，诊断意外GBC仅限于胆囊切除术前已经影像学、实验室检查且并未获得GBC诊断依据，但术中或术后病理证实为GBC者。因术前肿瘤漏诊、误诊不能做出意外GBC的诊断。意外胆囊底部或体部癌，病理检查肿瘤为Tis或T1a期，如术中未发生胆囊破裂胆汁外溢，可定期复查随访；病理检查肿瘤已侵犯至胆囊肌层（T1b期）或以上，应再行肿瘤根治性切除术（临近胆囊床肝组织切除、区域淋巴结清扫术）。意外胆囊管癌，由于切缘往往阳性，即便病理检查肿瘤为T1a，仍有再次手术指征。术中应联合肝外胆管切除、胆肠再吻合术。如果肝外胆管受肿瘤侵犯范围有限，也可行受侵段肝外胆管切除、胆管对端吻合术。上述两种方案均必须行术中快速病检以保证胆管切缘阴性。

腹腔镜胆囊切除意外GBC，虽有报道再次根治性术联合Trocar窦道切除有助于延长DFS，但更多回顾性证据表明，与未联合窦道部位切除术人群相，联合Trocar窦道切除人群未见总体或无复发生存优势。

再次根治术应在病理确诊后尽快实施，以初次术后1~4周内实施为宜。术前应尽量获得前次术中具体信息（胆囊切除术中，有无胆囊破损；是否保持完整并置入标本袋取出腹腔；肿瘤位于胆囊的位置、是否已侵及浆膜等）。

第二节　系统治疗

1　化疗

1.1　肿瘤R0及R1切除术后辅助性化疗

必要性和临床意义可参考BILCAP、日本胆道外科学会等相关研究结果。

（1）卡培他滨单药方案：BILCAP胆管癌研究中对肿瘤侵犯深度已达黏膜肌层及以上范围（AJCC/UICC分期系统-T1b及以上）的R0和R1切除GBC，术后给予卡培他滨（1250mg/m^2.体表面积，口服），2次/日，每2周连续用药（第1~14日）、停用7日；疗程间期为21日；维持治疗共八个疗程。研究表明，化疗组预后明显优于术后观察组。

（2）丝裂霉素C（MMC）联合5-氟尿嘧啶（5-FU）化疗方案：日本胆道外科学会（JSBS）Ⅲ期胆管癌临床研究中，纳入胆囊癌Ⅱ~Ⅳ期、即除T1（肿瘤侵犯深度未突破黏膜肌层）N0M0之外所有分期病患

（JSBS胆管癌病理通则系统，第4版）。手术当日MMC（6mg/m². 体表面积，静脉输注）和5-FU（310mg/m². 体表面积，静脉输注），连续用药5日；术后第3周重复上述治疗一次。术后第5周始，每日5-FU（100mg/m². 体表面积，口服），维持治疗至肿瘤复发。结果显示该方案可使实现R0和R1切除的GBC预后显著获益。

1.2 晚期不可切除肿瘤或复发性肿瘤治疗性化疗方案

可参考ABC-02 Ⅲ期、JCOG1113等研究结果。

（1）吉西他滨联合顺铂（GC方案）：基于ABC-02 Ⅲ期结果，吉西他滨（1000mg/m². 体表面积，静脉输注），顺铂（25mg/m². 体表面积，静脉输注）；每周1次、间隔7日用药，每3周为一疗程，治疗周期最长为八个疗程。

（2）吉西他滨联合S1（GS方案）：基于JCOG1113结果，吉西他滨（1000mg/m². 体表面积，静脉输注），疗程第1日和第8日用药；S-1，2次/日，口服，服用剂量根据体表面积计算（<1.25m²，60mg/日；1.25~1.49m²，80mg/日；≥1.50m²，100mg/日）。每3周为一疗程，根据疾病进展、程度或药物毒性以及患者意愿决定治疗周期。

（3）吉西他滨联合顺铂及白蛋白-紫杉醇方案（GC+白蛋白-紫杉醇方案）：吉西他滨（800~1000mg/

m^2.体表面积，静脉输注），顺铂（25mg/m^2.体表面积，静脉输注），白蛋白-紫杉醇（100~125mg/m^2.体表面积，静脉输注）；疗程第1日和第8日用药；疗程间期为21日；疗程持续至疾病进展。

（4）伊立替康联合奥沙利铂、亚叶酸、5-FU方案（mFOLFIRINOX方案）：首日伊立替康（180~150mg/m^2.体表面积，静脉输注）、奥沙利铂（85~65mg/m^2.体表面积，静脉输注）、亚叶酸（400mg/m^2.体表面积，静脉输注）和5-FU（400mg/m^2.体表面积，静脉输注）；首日开始连续静脉输注5-FU，总剂量2400mg/m^2.体表面积，并持续46小时完成输液；疗程间期为2周。

1.3 进展期GBC患者接受GC或GS方案治疗失败后化疗方案

可参考ABC-06研究结果，即5-FU联合亚叶酸钙及奥沙利铂方案（FOLFOX方案）：首日奥沙利铂（85mg/m^2.体表面积，静脉输注），L-亚叶酸（175mg，静脉输注）或亚叶酸（350mg，静脉输注），5-FU（400mg/m^2.体表面积，静脉输注）；首日开始连续静脉输注5-FU，总剂量2400mg/m^2.体表面积，并在第2日内完成输液；疗程间期为2周。

2 靶向、免疫治疗

近期GBC表观遗传学研究取得较大进展，已陆续发现多个可能与 GBC 靶向治疗、免疫治疗相关的靶基因及信号通路。MyPathway 篮子研究（多中心、开放、2a 期）结果证实帕妥珠单抗（Pertuzumab）联合曲妥珠单抗（trastuzumab）对已发生转移 HER2 阳性的晚期 GBC 有明显的生存获益。

3 放疗

由于缺乏高级别证据，针对 GBC、特别是晚期 GBC 仅行放疗的价值未获广泛共识，但对放疗联合卡培他滨或吉西他滨化疗在 GBC 和肝外胆管癌 Ⅱ 期临床研究的价值已有积极结果。对肿瘤非区域淋巴结、骨、腹壁及肝转移者，可实施个体化姑息性辅助放疗。

4 姑息性介入治疗

晚期 GBC 侵犯肝门部或肝外胆管或肿瘤切除术后复发伴胆道梗阻者，经 ERCP 或 PTC 行胆道支架内引流能有效解除黄疸、改善生活质量。多建议于肝外胆管内放置单根或多根金属覆膜支架以防肿瘤过快生长、堵塞支架。但有研究证实，GBC 因有浸润性强、发展快的特点，用金属支架置入的疗效并不优于塑料支架。腹腔转移灶热灌注化疗，对控制肿瘤广泛转移及恶性腹水有治疗效果。

5 中医药治疗

GBC的中医药治疗总体原则为改善临床症状，提高机体抵抗力，减轻放化疗不良反应，提高生活质量。虽有观点支持中医药可抗癌，延长生存期，但中医药对GBC的抗癌作用仅限于个案及经验报道，尚无高级别证据支持。

GBC中医证型复杂、多变，个体差异大。不同体质、阶段、并发症及西医治疗方式，均是影响证型及其变化的重要因素。在经验总结中，实证以肝郁气滞、湿热蕴结为主；虚证以脾虚居多。

目前尚无代表性方药。组方时遵循中药方剂"君、臣、佐、使"原则，结合癌邪理论的组方思路，包括扶正组分、一般祛邪组分（常规行气、活血、祛痰、化湿、清热等药物）和祛癌组分。祛癌药物根据不同证型，可选择白花蛇舌草、半枝莲居等清热解毒、活血化瘀、消痰、软坚、散结等药物。针灸治疗、中医药外治、中药注射液辩证治疗，可配合中药口服方剂补充或强化治疗。合并有黄疸、肝功能不良时，应谨慎使用毒性较为明显的中药方剂。

第三节 康复治疗

GBC患者接受外科、介入或内镜等手术治疗后，存在与治疗方案对应的围术期并发症风险，手术医生应在患者出院前进行相关康复知识宣教，对已出院者进行密切随访跟踪，对住院期间已出现或院外发生的并发症，及时给予专业性指导意见和治疗方案。

对GBC侵犯肝门部胆管等实施胆道外引流者，应采用胆汁口服回输或更改为胆道内引流，以防在院外因胆道外引流管护理不良导致电解质丢失过多、体液紊乱及肝肾功能障碍。

骨髓抑制、贫血是与几乎所有化疗和免疫抑制剂相关的常见副作用，康复干预对其有重大影响。化疗会导致血细胞减少，增加感染的风险及损害代谢功能，还会导致因疲乏不适等而放弃规范性治疗。医师应主动对接受化疗的GBC进行用药指导和风险评判，并据随访结果及时给予专业性指导。

GBC接受根治性切除手术治疗后，根据中医"治未病"思想，以预防复发为治疗目标。放、化疗期间，同时使用中医药配合治疗，减轻放、化疗副作用，进一步延长生命。靶向和（或）免疫治疗期间，结合中医药治疗，减毒增效。引流退黄期间，中医药治疗可促进黄疸消退。终末期对症支持治疗期间，中医药能够提高生活质量。

研究已经证实，低强度运动有利促进血细胞计数改善，适度运动不仅不会增加身体负担，还能有效缓解癌症相关的疲劳。太极、瑜伽等相对舒缓的运动更有助于缓解癌症患者的焦虑和抑郁心态，因此应根据身体状况鼓励其尽快进行康复运动锻炼。

对于接受姑息性治疗或病程进展至晚期的GBC患者，采取营养支持加每周两次60分钟运动的多模式干预治疗，虽然不能显著改善总体生活质量，但能减少恶心呕吐症状，增加更多蛋白质摄入，从而改善身心健康状态。

参考文献

[1] Edge SB，Byrd DR，Compton CC，et al. AJCC Cancer Staging Manual[M].7th Edition.New York：Springer.2009：211-217.

[2] 任泰、李永盛、耿亚军、等.中国2010-2017年胆囊癌治疗模式及预后分析[J].中华外科杂志，2020，58（9）：697-706.

[3] 中国抗癌协会胆囊癌规范化诊治专家共识（2016）[J].中华肝胆外科杂志，2016，22（11）：721-728.

[4] Lazcano-Ponce EC，Miquel JF，Muñoz N，et al. Epidemiology and molecular pathology of gallbladder cancer[J]. CA Cancer J Clin，2001，51（6）：349-364.

[5] Sharma A，Sharma KL，Gupta A，et al. Gallbladder cancer epidemiology，pathogenesis and molecular genetics：Recent update[J].World J Gastroenterol，2017，23（22）：3978-3998.

[6] Myers RP，Shaffer EA，Beck PL. Gallbladder polyps：epidemiology，natural history and management[J]. Can J Gastroenterol，2002，16（3）：187-194.

[7] Ferlay J，Shin HR，Bray F，et al. Estimates of worldwide burden of cancer in 2008：GLOBOCAN 2008 [J]. Int J Cancer，2010，127（12）：2893-2917.

[8] Cunningham SC，Alexander HR. Porcelain gallbladder and cancer：ethnicity explains a discrepant literature? [J]. Am J Med，2007，120（4）：e17-18.

[9] Stinton LM，Shaffer EA. Epidemiology of gallbladder disease：cholelithiasis and cancer [J].Gut Liver，2012，6（2）：1721-1787.

[10] Hundal R，Shaffer EA. Gallbladder cancer：epidemiology and outcome [J]. Clin Epidemiol，2014，6：99-109.

[11] 慎浩鑫、李昭宇、耿智敏、等.西北五省17家医院2379例

胆囊癌临床分析[J].中华外科杂志，2015，53（10）：747-751.

[12] Aune D，Norat T，Vatten LJ. Body mass index，abdominal fatness and the risk of gallbladder disease [J].Eur J Epidemiol，2015，30（9）：1009-1019.

[13] Campbell PT，Newton CC，Kitahara CM，et al. Body size indicators and risk of gallbladder cancer：Pooled analysis of individual-level data from 19 prospective cohort studies[J]. Cancer Epidemiol Biomarkers Prev，2017，26（4）：597-606.

[14] Aune D，Vatten LJ，Boffetta P. Tobacco smoking and the risk of gallbladder disease [J]. Eur J Epidemiol，2016，31（7）：643-653.

[15] 吴孝雄，朱世杰.从癌邪理论探讨恶性肿瘤病因病机[J].中华中医药杂志，2017，32（6）：2430-2432.

[16] WHO Classification of Tumours Editorial Board. Carcinoma of the Gallbladder//Roa JC，Adsay NV，Arola J，Tsui WM，Zen Y. WHO Classification of Tumours- Digestive System Tumours[M]. 5th ed.Lyon：International Agency for Research on Cancer，2018：283-288.

[17] 孙旭恒，任泰，耿亚军，等.中国胆囊癌外科治疗现状与病理学特征多中心回顾性研究[J].中国实用外科杂志，2021，41（1）：99-106.

[18] Pradeep R，Kaushik SP，Sikora SS，et al. Predictors of survival in patients with carcinoma of the gallbladder [J]. Cancer，1995，76（7）：1145-1149.

[19] Shiba H，Misawa T，Fujiwara Y，et al. Glasgow prognostic score predicts outcome after surgical resection of gallbladder cancer [J].World J Surg，2015，39（3）：753-738.

[20] 董娜娜，张倜，李强，等.原发性胆囊癌的治疗策略和预后分析[J].中华消化外科杂志，2012，11（3）：267-270.

[21] 邱应和，刘辰，姜小清，等.181例进展期胆囊癌外科治疗

的预后分析 [J].中华肝胆外科杂志，2010，16（9）：655-658.

[22] Shindoh J，de Aretxabala X，Aloia TA，et al. Tumor location is a strong predictor of tumor progression and survival in T2 gallbladder cancer：An international multicenter study[J].Ann Surg，2015，261（4）：733-739.

[23] 冯飞灵，程庆保，姜小清，等.左半部分胆囊癌与右半部分胆囊癌的外科治疗[J].中国普外基础与临床杂志，2019，26（3）：276-281.

[24] Nakamura H，Arai Y，Totoki Y，et al. Genomic spectra of biliary tract cancer[J].Nat Genet，2015，47（9）：1003-1010.

[25] Valle JW，Lamarca A，Goyal L，et al. New horizons for precision medicine in biliary tract cancers[J]. Cancer Discov，2017，7（9）：943-962.

[26] Fakhri B，Lim KH. Molecular landscape and sub-classification of gastrointestinal cancers：A review of literature[J]. J Gastrointest Oncol，2017，8（3）：379-386.

[27] Wardell CP，Fujita M，Yamada T，et al. Genomic characterization of biliary tract cancers identifies driver genes and predisposing mutations[J]. J Hepatol，2018，68（5）：959-969.

[28] Schmidt MA，Marcano-Bonilla L，Roberts LR. Gallbladder cancer：Epidemiology and genetic risk associations[J]. Chin Clin Oncol，2019，8（4）：31.

[29] Javle M，Zhao H，Abou-Alfa GK. Systemic therapy for gallbladder cancer[J].Chin Clin Oncol，2019，8（4）：44.

[30] Nepal C，Zhu B，CGR Exome Studies Group，et al. Integrative molecular characterisation of gallbladder cancer reveals micro-environment-associated subtypes[J]. J Hepatol，2021，74（5）：1132-1144.

[31] Javle M，Churi C，Kang HC，et al. HER2/neu-directed therapy for biliary tract cancer[J]. J Hematol Oncol，2015，8：58.

[32] Mishra SK， Kumari N， Krishnani N. Molecular pathogenesis of gallbladder cancer：An update[J].Mutat Res，2019，816-818：111674.

[33] Mehrotra R， Tulsyan S， Hussain S， et al. Genetic landscape of gallbladder cancer：Global overview[J]. Mutat Res Rev Mutat Res，2018，778：61-71.

[34] Bagger FO， Probst V. Single cell sequencing in cancer diagnostics[J]. Adv Exp Med Biol，2020，1255：175-193.

[35] Rodriguez H， Zenklusen JC， Staudt LM， et al. The next horizon in precision oncology：Proteogenomics to inform cancer diagnosis and treatment[J].Cell，2021，184（7）：1661-1670.

[36] Zhang Y， Zuo C， Liu L， et al. Single-cell RNA-sequencing atlas reveals an MDK-dependent immunosuppressive environment in ErbB pathway-mutated gallbladder cancer[J].J Hepatol，2021，75（5）：1128-1141.

[37] Chen P， Wang Y， Li J， et al. Diversity and intratumoral heterogeneity in human gallbladder cancer progression revealed by single-cell RNA sequencing[J]. Clin Transl Med，2021，11（6）：e462.

[38] Zeng Q， He Y， Qiang DC， et al.Prevalence and epidemiological pattern of gallstones in urban residents in China[J]. Eur J Gastroenterol Hepatol，2012，24（12）：1459-1460.

[39] Donald JJ， Cheslyn-Curtis S， Gillams AR， et al. Percutaneous cholecystolithotomy：Is gall stone recurrence inevitable?[J]. Gut，1994，35（5）：692-695.

[40] 刘京山，李晋忠，张宝善，等. 纤维胆道镜下胆囊切开取石保胆治疗胆囊结石612例随访结果分析[J]. 中华外科杂志，2009，47（4）：279-281.

[41] 邹玉锋，冯志强，张洪义.保胆取石术后结石复发危险因素的Meta分析[J]. 东南国防医药，2016，18（3）：230-239.

[42] Li W, Huang P, Lei P, et al. Risk factors for the recurrence of stones after endoscopic minimally invasive cholecystolithoto-my in China: A meta-analysis[J]. Surg Endosc, 2019, 33 (6): 1802-1810.

[43] Trevino F, Carter O. Gallstone size and the risk of gallbladder cancer[J]. JAMA, 1984, 250 (23): 3080-3081.

[44] Lowenfels AB, Walker AM, Althaus DP, et al. Gallstone growth, size, and risk of gallbladder cancer: An interra-cial study[J]. Int J Epidemiol, 1989, 18 (1): 50-54.

[45] Misra S, Chaturvedi A, Misra NC, et al. Carcinoma of the gallbladder [J]. Lancet Oncol, 2003, 4: 167-176.

[46] Tewari M. Contribution of silent gallstones in gallbladder cancer [J].J Surg Oncol, 2006, 93 (8): 629-632.

[47] Hsing AW, Gao YT, Han TQ, et al. Gallstones and the risk of biliary tract cancer: A population-based study in China[J]. Br J Cancer, 2007, 97 (11): 1577-1582.

[48] Housset C, Chrétien Y, Debray D, et al. Functions of the Gallbladder [J]. Compr Physiol, 2016, 6 (3): 1549-1577.

[49] McCain RS, Diamond A, Jones C, et al. Current practices and future prospects for the management of gallbladder polyps: A topical review. World J Gastroenterol, 2018, 24 (26): 2844-2852.

[50] Lee E S, Kim J H, Joo I, et al. Xanthogranulomatous chole-cystitis: Diagnostic performance of US, CT, and MRI for dif-ferentiation from gallbladder carcinoma[J]. Abdom Imaging, 2015, 40 (7): 2281-2292.

[51] Goshima S, Chang S, Wang J H, et al. Xanthogranulomatous cholecystitis: Diagnostic performance of CT to differentiate from gallbladder cancer[J]. Eur J Radiol, 2010, 74 (3): e79-83.

[52] 邱智泉，姜小清，李斌，等.胆囊癌与黄色肉芽肿性胆囊炎的鉴别诊断及手术治疗策略[J].中华肝胆外科杂志，2017，23（5）：336-338.

[53] 姜小清，李斌.胆道肿瘤临床诊疗聚焦[M].北京：人民卫生出版社，2021：53-56.

[54] 胡冰，周岱云，吴萍，等.先天性胆胰管合流异常与胆囊癌的关联[J].中华消化内镜杂志，2004，21（4）：225-228.

[55] 李斌，邱智泉，姜小清.268例先天性胆管囊肿非合理治疗继发不良治疗后果的回顾性研究.中华肝胆外科杂志，2020，26（12）：916-920.

[56] 李斌，邱智泉，姜小清，等.先天性胆管囊肿规范化外科治疗的要点及"三类五型"分型系统的临床意义.中华肝胆外科杂志，2021，27（2）：86-90.

[57] Strom BL，Soloway RD，Rios-Dalenz J，et al. Biochemical epidemiology of gallbladder cancer[J]. Hepatology，1996，23（6）：1402-1411.

[58] Chaube A，Tewari M，Singh U，et al. CA 125：A potential tumor marker for gallbladder cancer [J].J Surg Oncol，2006，93（8）：665-669.

[59] Wang YF，Feng FL，Zhao XH，et al. Combined detection tumor markers for diagnosis and prognosis of gallbladder cancer [J].World J Gastroenterol，2014，20（14）：4085-4092.

[60] Pilgrim CH，Groeschl RT，Pappas SG，et al. An often overlooked diagnosis：Imaging features of gallbladder cancer [J]. J Am Coll Surg，2013，216（2）：333-339.

[61] Sandrasegaran K，Menias CO. Imaging and Screening of Cancer of the Gallbladder and Bile Ducts. Radiol Clin North Am，2017，55（6）：1211-1222.

[62] Zevallos Maldonado C，Ruiz Lopez MJ，Gonzalez Valverde FM，et al. Ultrasound findings associated to gallbladder carcinoma[J].Cir Esp，2014，92（5）：348-355.

[63] Bo X, Chen E, Wang J, et al. Diagnostic accuracy of imaging modalities in differentiating xanthogranulomatous cholecystitis from gallbladder cancer. Ann Transl Med, 2019, 7 (22): 627.

[64] Tanaka K, Katanuma A, Hayashi T, et al. Role of endoscopic ultrasound for gallbladder disease. J Med Ultrason (2001), 2021, 48 (2): 187-198.

[65] Song ER, Chung WS, Jang HY, et al. CT differentiation of 1-2-cm gallbladder polyps: Benign vs malignant [J]. Abdom Imaging, 2014, 39 (2): 334-341.

[66] Tan CH, Lim KS. MRI of gallbladder cancer [J]. Diagn Interv Radiol, 2013, 19 (4): 312-319.

[67] Hu B, Gong B, Zhou DY. Association of anomalous pancreaticobiliary ductal junction with gallbladder carcinoma in Chinese patients: An ERCP study. Gastrointest Endosc, 2003, 57 (4): 541-545.

[68] Ramos-Font C, Gómez-Rio M, Rodríguez-Fernández A, et al. Ability of FDG-PET/CT in the detection of gallbladder cancer[J]. J Surg Oncol, 2014, 109 (3): 218-224.

[69] Kalra N, Gupta P, Singhal Mpta R, Gu, et al. Cross-sectional imaging of gallbladder carcinoma: An Update[J]. J Clin Exp Hepatol, 2019, 9 (3): 334-344.

[70] Manohar K, Mittal BR, Bhattacharya A, et al. Intense FDG activity in a case of xanthogranulomatous cholecystitis without elevated fluorothymidine activity [J]. Clin Nucl Med, 2013, 38 (4): e205-206.

[71] 欧阳杰，汤地，梁力建，等．意外胆囊癌的临床病理特点与预后分析[J].中华临床医师杂志（电子版），2011，5 (12): 3441-3444.

[72] 姜小清，邱应和．意外胆囊癌的诊断与治疗[J].中华消化外科杂志，2011，10 (2): 91-92.

[73] James DB，Mary K，Gospodarowicz，et al. UNION FOR IN-TERNATIONAL CANCER CONTROL（UICC）.TNM classification of malignant tumours[M].8th ed.New York：John Wiley & Sons，Ltd，2017：85-86.

[74] 张瑞，彭承宏，李宏为，等.107例原发性胆囊癌的外科治疗分析[J].中国肿瘤临床，2009，36（4）：195-198.

[75] Feng FL，Liu C，Jiang XQ，et al. Role of radical resection in patients with gallbladder carcinoma and jaundice [J].Chin Med J，2012，125（5）：752-756.

[76] Xia MX，Cai XB，Hu B，et al. Optimal stent placement strategy for malignant hilar biliary obstruction：A large multicenter parallel study. Gastrointest Endosc，2020，91（5）：1117-1128.e9.

[77] Ottery FD. Definition of standardized nutritional assessment and interventional pathways in oncology[J]. Nutrition，1996，12（1 Suppl）：S15-S19.

[78] 姜小清，李斌，主编.胆道肿瘤临床诊疗聚焦[M].北京：人民卫生出版社，2021：35-38.

[79] Ren T，Li YS，Liu YB，et al. Prognostic significance of regional lymphadenectomy in T1b gallbladder cancer：Results from 24 hospitals in China[J]. World J Gastrointest Surg，2021，13（2）：176-186.

[80] 李斌，姜小清.胆囊癌的规范化手术治疗[J].中国普外基础与临床杂志，2019，26（3）：265-269.

[81] Yoshimitsu K，Honda H，Kaneko K，et al. Anatomy and clinical importance of cholecystic venous drainage：Helical CT observations during injection of contrast medium into the cholecystic artery [J]. AJR Am J Roentgenol，1997，169（2）：505-510.

[82] Yoshikawa T，Araida T，Azuma T，et al. Bisubsegmental liver resection for gallbladder cancer [J]. Hepatogastroenterology，

1998，45（19）：14-19.

[83] 周建新，孙喜太，仇毓东，等．肝切除在胆囊癌治疗中的
应用[J].肝胆外科杂志，2006，14（1）：13-15.

[84] 彭淑牖，洪德飞．胆囊癌手术方式的合理选择[J].中华消化
外科杂志，2011，10（2）：87-90.

[85] 洪德飞，彭淑牖．胆囊癌合理根治术的决策依据和疗效评
价[J].外科理论与实践，2011，16（4）：336-339.

[86] 别平，何宇．规范的胆囊癌根治术[J].中国实用外科杂志，
2011，31（3）：255-257.

[87] Shindoh J，de Aretxabala X，Aloia TA，et al. Tumor location
is a strong predictor of tumor progression and survival in T2
gallbladder cancer：An international multicenter study [J].Ann
Surg，2015，261（4）：733-739.

[88] Lee H，Choi DW，Park JY，et al. Surgical strategy for T2 gall-
bladder cancer according to tumor location [J]. Ann Surg On-
col，2015，22（8）：2779-2786.

[89] Lee SE，Choi YS，Kim YH，et al. Prognostic significance of
tumor location in T2 gallbladder cancer：A Korea tumor regis-
try system biliary pancreas（KOTUS-BP）database analysis
[J]. J Clin Med，2020，9（10）：3268.

[90] Kwon W，Kim H，Han Y，et al. Role of tumour location and
surgical extent on prognosis in T2 gallbladder cancer：An in-
ternational multicentre study[J]. Br J Surg，2020，107（10）：
1334-1343.

[91] 刘颖斌，刘付宝，彭淑牖．胆囊癌扩大根治术范围、术式
选择及评价[J].实用肿瘤杂志，2005，20（1）：14-16.

[92] 李绍强，梁力建．胆囊癌扩大根治术及其并发症的预防[J].
实用肿瘤杂志，2005，20（1）：12-13.

[93] 柯能文，曾勇．胆囊不同手术方式的疗效分析[J].中华消
化外科杂志，2011，10（2）：96-99.

[94] Miyazaki M，Ohtsuka M，Miyakawa S，et al. Classifica-

tion of biliary tract cancers established by the Japanese Society of Hepato-Biliary-Pancreatic Surgery: 3 (rd) English edition [J]. J Hepatobiliary Pancreat Sci, 2015, 22 (3): 181-196.

[95] Kishi Y, Nara S, Esaki M, et al. Extent of lymph node dissection in patients with gallbladder cancer[J]. Br J Surg, 2018, 105 (12): 1658-1664.

[96] Chaudhary RK, Higuchi R, Yazawa T, et al. Surgery in node-positive gallbladder cancer: The implication of an involved superior retro-pancreatic lymph node[J]. Surgery, 2019, 165 (3): 541-547.

[97] Ito M, Mishima Y, Sato T. An anatomical study of the lymphatic drainage of the gallbladder [J].Surg Radiol Anat, 1991, 13 (2): 89-104.

[98] 孟兴凯, 彭淑牖, 彭承宏, 等. 胆囊癌淋巴结转移的临床病理学分析[J]. 中华普通外科杂志, 2001, 16 (10): 605-606.

[99] Birnbaum DJ, Viganò L, Russolillo N, et al. Lymph node metastases in patients undergoing surgery for a gallbladder cancer. Extension of the lymph node dissection and prognostic value of the lymph node ratio [J]. Ann Surg Oncol, 2015, 22 (3): 811-818.

[100] Amini N, Kim Y, Wilson A, Margonis GA, et al. Prognostic implications of lymph node status for patients with gallbladder cancer: A multi-Institutional study [J]. Ann Surg Oncol, 2016, 23 (9): 3016-3023.

[101] Piccolo G, Di Vita M, Cavallaro A, et al. Lymph node evaluation in gallbladder cancer: Which role in the prognostic and therapeutic aspects. Update of the literature[J]. Eur Rev Med Pharmacol Sci, 2014, 18 (2 Suppl): 47-53.

[102] Reddy YP, Sheridan WG. Port-site metastasis following lapa-

roscopic cholecystectomy: A review of the literature and a case report[J]. Eur J Surg Oncol, 2000, 26: 95-98.

[103] Paolucci V. Port site recurrences after laparoscopic cholecystectomy[J]. J Hepatobiliary Pancreat Surg, 2001, 8: 535-543.

[104] Agarwal AK, Kalayarasan R, Javed A, et al. The role of staging laparoscopy in primary gallbladder cancer-an analysis of 409 patients[J]. Ann Surg, 2013, 258 (2): 318-323.

[105] Berger - Richardson D, Chesney TR, Englesakis M, et al. Trends in port - site metastasis after laparoscopic resection of incidental gallbladder cancer: A systematic review[J]. J Surg, 2017, 161 (3): 618-627.

[106] Søreide K, Guest RV, Harrison EM, et al. Systematic review of management of incidental gallbladder cancer after cholecystectomy[J]. Br J Surg, 2018, 106 (1): 32-45.

[107] Ong CT, Leung K, Nussbaum DP, et al. Open versus laparoscopic portal lymphadenectomy in gallbladder cancer: is there a difference in lymph node yield? [J]. J Hepatobiliary Pancreat Surg, 2018, 20 (6): 505-513.

[108] Goussous N, Hosseini M, Sill A, et al. Minimally invasive and open gallbladder cancer resections: 30- vs 90-day mortality[J]. Hepatobiliary Pancreat Dis Int, 2017, 16 (4): 405-411.

[109] AlMasri S, Nassour I, Tohme S, et al. Long-term survival following minimally invasive extended cholecystectomy for gallbladder cancer: A 7-year experience from the National Cancer Database[J].J Surg Oncol, 2020 Jun 12. Online ahead of print.

[110] Goel M, Khobragade K, Patkar S, et al. Robotic surgery for gallbladder cancer: Operative technique and early outcomes [J]. J Surg Onc, 2019, 119 (7): 958-963.

[111] Vega EA, Sanhueza M, Viñuela E. Minimally Invasive Surgery for Gallbladder Cancer[J]. Surg Oncol Clin N Am, 2019, 28（2）: 243-253.

[112] Nag HH, Sachan A, Nekarakanti PK. Laparoscopic versus open extended cholecystectomy with bi-segmentectomy（s4b and s5）in patients with gallbladder cancer[J]. J Minim Access Surg, 2021, 17（1）: 21-27.

[113] Zhao X, Li XY, Ji W. Laparoscopic versus open treatment of gallbladder cancer: A systematic review and meta-analysis [J]. J Minim Access Surg, 2018, 14: 185-191.

[114] National Comprehensive Cancer Network. Hepatobiliary Cancers（version 4. 2019）[EB/OL]. https: //www.nccn.org/professionals/physician_gls/pdf/hepatobiliary.pdf

[115] Han HS, Yoon YS, Agarwal AK, et al. Laparoscopic surgery for gallbladder cancer: An expert consensus statement [J]. Dig Surg, 2019, 36（1）: 1-6.

[116] Švajdler P, Daum O, Dubová M, et al. Frozen section examination of pancreas, gallbladder, extrahepatic biliary tree, liver, and gastrointestinal tract[J]. Cesk Patol, 2018, 54（2）: 63-71.

[117] Suzuki K, Kimura T, Ogawa H. Long-term prognosis of gallbladder cancer diagnosed after laparoscopic cholecystectomy [J]. Surg Endosc, 2000, 14（8）: 712-716.

[118] Fuks D, Regimbeau JM, Pessaux P, et al. Is port-site resection necessary in the surgical management of gallbladder cancer?[J]. J Visc Surg, 2013, 150（4）: 277-284.

[119] Ethun CG, Postlewait LM, Le N, et al. Routine port-site excision in incidentally discovered gallbladder cancer is not associated with improved survival: A multi-institution analysis from the US Extrahepatic Biliary Malignancy Consortium[J]. J Surg Oncol, 2017, 115（7）: 805-811.

[120] Primrose JN, Fox RP, BILCAP study group, et al. Capecitabine compared with observation in resected biliary tract cancer (BILCAP): A randomised, controlled, multi-centre, phase 3 study[J]. Lancet Oncol, 2019, 20 (5): 663-673.

[121] Japanese Society of Biliary Surgery. General rules for surgical and pathological study on cancer of the biliary tract, 4th ed [M]. Tokyo: Kanehara, 1997.

[122] Takada T, Amano H, Yasuda H, Nimura Y, et al; Study Group of Surgical Adjuvant Therapy for Carcinomas of the Pancreas and Biliary Tract. Is postoperative adjuvant chemotherapy useful for gallbladder carcinoma? A phase III multicenter prospective randomized controlled trial in patients with resected pancreaticobiliary carcinoma[J]. Cancer, 2002, 95 (8): 1685-1695.

[123] Valle J, Wasan H, ABC-02 Trial Investigators, et al. Cisplatin plus gemcitabine versus gemcitabine for biliary tract cancer[J]. N Engl J Med, 2010, 362 (14): 1273-1281.

[124] Mizusawa J, Morizane C, Okusaka T, et al; Hepatobiliary and Pancreatic Oncology Group of the Japan Clinical Oncology Group. Randomized Phase III study of gemcitabine plus S-1 versus gemcitabine plus cisplatin in advanced biliary tract cancer: Japan Clinical Oncology Group Study (JCOG1113, FUGA-BT) [J]. Jpn J Clin Oncol, 2016, 46 (4): 385-388.

[125] Morizane C, Okusaka T, Mizusawa J, et al; members of the Hepatobiliary and Pancreatic Oncology Group of the Japan Clinical Oncology Group (JCOG-HBPOG). Combination gemcitabine plus S-1 versus gemcitabine plus cisplatin for advanced / recurrent biliary tract cancer: The FUGA-BT (JCOG1113) randomized phase III clinical trial[J]. Ann On-

col, 2019, 30（12）: 1950-1958.

[126] Shroff RT, Javle MM, Xiao L, et al. Gemcitabine, Cisplatin, and nab-Paclitaxel for the Treatment of Advanced Biliary Tract Cancers: A Phase 2 Clinical Trial[J]. JAMA Oncol, 2019, 5（6）: 824-830.

[127] Cui XY, Li XC, Cui JJ, et al. Modified FOLFIRINOX for unresectable locally advanced or metastatic gallbladder cancer, a comparison with GEMOX regimen[J]. Hepato Biliay Surg Nutr, 2021, 10（4）: 498-506.

[128] Lamarca A, Palmer DH, Advanced Biliary Cancer Working Group, et al. Second-line FOLFOX chemotherapy versus active symptom control for advanced biliary tract cancer（ABC-06）: A phase 3, open-label, randomised, controlled trial [J].Lancet Oncol, 2021, 22（5）: 690-701.

[129] Li M, Zhang Z, Li X, et al. Whole-exome and targeted gene sequencing of gallbladder carcinoma identifies recurrent mutations in the ErbB pathway[J]. Nat Genet, 2014, 46（8）: 872-876.

[130] Sicklick JK, Fanta PT, Shimabukuro K, et al. Genomics of gallbladder cancer: The case for biomarker-driven clinical trial design[J]. Cancer Metastasis Rev, 2016, 35（2）: 263-275.

[131] Li M, Liu F, Zhang F, et al. Genomic ERBB2/ERBB3 mutations promote PD-L1-mediated immune escape in gallbladder cancer: A whole-exome sequencing analysis[J]. Gut, 2019, 68（6）: 1024-1033.

[132] Javle M, Borad MJ, Azad NS, et al. Pertuzumab and trastuzumab for HER2-positive, metastatic biliary tract cancer（MyPathway）: A multicentre, open-label, phase 2a, multiple basket study[J].Lancet Oncol, 2021, 22（9）: 1290-1300.

[133] Ben-Josef E, Guthrie KA, El-Khoueiry AB, et al. SWOG S0809: A phase II intergroup trial of adjuvant capecitabine and gemcitabine followed by radiotherapy and concurrent capecitabine in extrahepatic cholangiocarcinoma and gallbladder carcinoma[J]. J Clin Oncol, 2015, 33 (24): 2617-2622.

[134] 胡冰. 内镜姑息性治疗中晚期胆胰肿瘤的现状与展望[J]. 中国微创外科杂志, 2007, 7 (8): 714-716.

[135] Dao-Jian Gao, Bing Hu, Xin Ye, et al. Metal versus plastic stents for unresectable gallbladder cancer with hilar duct obstruction. Dig Endosc, 2017, 29 (1): 97-103.

[136] Randle RW, Levine EA, Clark CJ, et al. Cytoreductive surgery with hyperthermic intraperitoneal chemotherapy for gallbladder cancer: A retrospective review[J]. Am Surg, 2014, 80 (7): 710-713.

[137] Amblard I, Mercier F, PSOGI and BIG RENAPE working groups, et al. Cytoreductive surgery and HIPEC improve survival compared to palliative chemotherapy for biliary carcinoma with peritoneal metastasis: A multi-institutional cohort from PSOGI and BIG RENAPE groups[J]. Eur J Surg Oncol, 2018, 44 (9): 1378-1383.

[138] 高庆祥, 冯飞灵, 姜小清, 等. 腹腔热灌注化疗联合细胞减灭术对胆囊癌腹膜转移的临床疗效研究[J]. 中国肿瘤临床, 2020, 47 (3): 140-144.

[139] Hunter EG, Gibson RW, Arbesman M, et al. Systematic review of occupational therapy and adult cancer rehabilitation: Part 1. Impact of physical activity and symptom management interventions[J]. Am J Occup Ther, 2017, 71 (2): 7102100030p1-7102100030p11.

[140] Uster A, Ruehlin M, Mey S, et al. Effects of nutrition and physical exercise intervention in palliative cancer patients: A

randomized controlled trial[J]. Clin Nutr，2018，37（4）：1202-1209.

[141] 樊代明，主编.整合肿瘤学-临床卷-腹部盆腔肿瘤分册，第7章肝胆胰肿瘤[M].北京：科学出版社，世界图书出版社，2021年4月.

[142] 樊代明.整合肿瘤学·基础卷[M].西安：世界图书出版西安有限公司，2021.

参考文献